S A N É

TERAPIAS MEDICINALES

GLORIA LOPEZ PEÑA

2

tmedicinales@gmail.com

Sané,Terapias Medicinales

ISBN: 9798522013585

Sello: Independently published

FACEBOOK :leer código QR

BLOG https://magicasplantas.jimdofree.com/blog/

CORREO MAIL: magicasplantas@outlook.com

TELÉFONO 32-2770003 CHILE

CELULAR +56965786854

WHATSAPPS +56984751298

tmedicinales@gmail.com

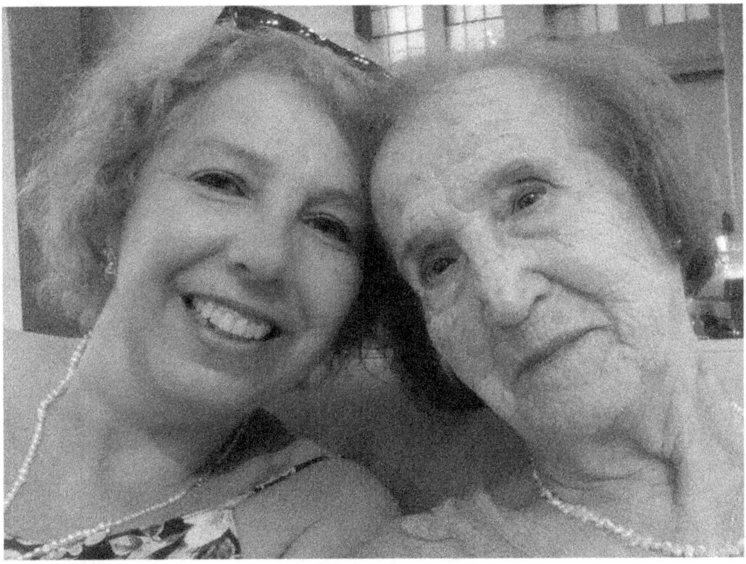

DEDICO ESTE LIBRO:

LIBRO "S A N É" A TODAS LAS PERSONAS QUE NECESITAN SANAR,SENTIRSE MEJOR CADA DIA EN SUS DIFERENTES DOLENCIAS DADO QUE MIS TERAPIAS HEREDADAS EN GENERACIONES SON SECRETOS MILENARIOS DE USO MEDICINAL, AYUDANDO FORTALECIENDO NUESTRO ORGANISMO TERAPIAS CONSTANTES INCORPORADAS EN NUESTRO DIARIO VIVIR"

PRÓLOGO

SANÉ por terapias medicinales naturales a base plantas son de uso medicinal con secretos milenarios en siglos han otorgado salud,belleza,energía,a travès de semillas y plantas medicinales naturales ,otorgandonos vitalidad,siendo utilizadas en medicina farmacéuticos con variadas fórmulas en cápsulas ,estas terapias medicinales otorgan un tratamientos terapias maravillosas en desinflamación en enfermedades del colon irritable,gastritis crónica,diabetes y otras enfermedades crónicas quienes tomen diariamente mis tratamientos naturales de terapias medicinales en forma metódica lograran desinflamar sus órganos mejorando considerablemente sus enfermedades crónicas sintiéndose más equilibrados y felices Naturalmente...

Biografía,Autor

Gloria Lopez Peña nació en Santiago de Chile año 1965,estudió secundaria y humanidades en Colegio de la salle , Instituto Santa Maria año 1978 ,estudio en U.de Chile,Manpower administracion de empresas mención marketing,con distinciòn máxima año 1983,realizó práctica profesional año 1983 al año 1984 siendo supervisora de ventas en Revista Ercilla Paula,Deporte total, Caras,estudió Inglés,francés,Italiano en embajada año 1981 al año 1988, música en universidad de chile año 1994 al año 1995,ha realizados variadas pymes en el área ventas,turismo y publicidad años 1985 al año 1995,ha sido corredora de propiedades de su Inmobiliaria Maitencillo Propiedades año 1996 al año 2021 con exclusivos clientes con reconocimiento profesional de honestidad y responsabilidad.Actualmente es terapeuta de plantas medicinales por terapias milenarias entregadas por sus bisabuelos expertos en esa materia siendo aplicadas exitosamente sanando personalmente de la enfermedad Colón, también a su madre le ha ayudado mucho en su gastritis crónica , logrando un equilibrio sano de sus dolencias en su cuerpo quien realice estas Terapias diariamente les aseguro se sentirán mucho mejor .

tmedicinales@gmail.com

---

[1]Terapia 6

Introducción

Las plantas medicinales se consideran una fuente inagotable de recursos para la industria farmacéutica, ya que de estas derivan muchas medicinas en la actualidad. De la misma manera, estas plantas han sido usadas desde tiempos inmemorables para curar heridas, tratar enfermedades e inclusive aliviar el dolor en los casos donde ya no existe tratamiento. Pero también las plantas medicinales son usadas para tratamientos de belleza y estética. Aquí traigo algunas de las más conocidas en Latinoamérica, hablo un poco de ellas de sus principales usos,así también detalló cada terapia medicinal reparadora en tratamientos muy efectivos para enfermedades crónicas tales como:Colon,gastritis,diabetes,alergias,inflamaciones y otras

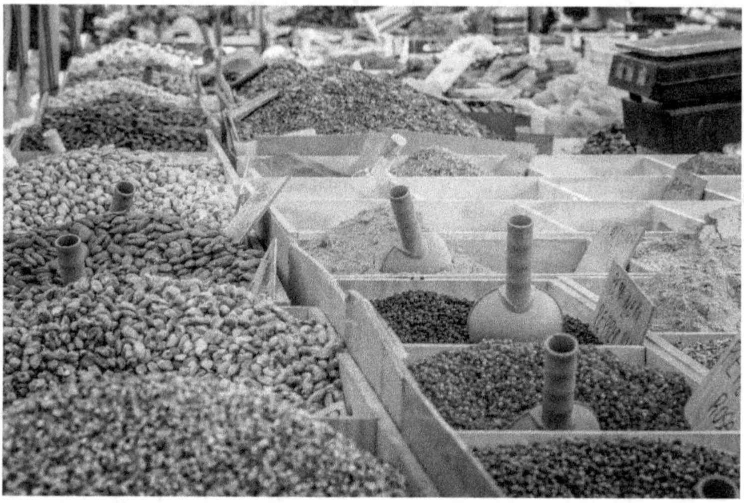

CAPÍTULO 1

Cúrcuma

India es un centro para muchas especies de plantas herbáceas, que tiene un uso inmenso en el campo médico. La cúrcuma es una especia muy conocida que se utiliza como colorante, aromatizante y tiene su importancia en el campo médico. En la India, la cúrcuma se conoce como "especia reina" por su sabor fuerte y su color amarillento dorado. La cúrcuma se conoce científicamente como Cúrcuma longa L. Pertenece a la familia Zingiberácea. Es una planta herbácea perenne con un tallo corto, hojas alargadas y rizomas piriformes.

Los rizomas o raíces son en su mayoría ramificados y aparecen en color amarillo . Desde la antigüedad, la cúrcuma se usa en los matrimonios para la ceremonia Haldi porque proporciona brillo y luminosidad a la piel, ayudando a mantener su vitalidad. Los beneficios de la cúrcuma no se limitan a mantener la piel sana, sino que también tiene otras importantes propiedades medicinales como antioxidantes, anticancerosas, antimicrobianas, etc.

Usos tradicionales de la cúrcuma

- La cúrcuma se usa en los hogares para tratar la tos, la anorexia, la disentería, el dolor abdominal, las dolencias respiratorias y los trastornos dentales.

- También se utiliza para tratar trastornos gastrointestinales como enfermedades hepáticas, úlceras y flatulencias.

- Los rizomas macerados de cúrcuma y lima se utilizan para tratar la inflamación causada por una lesión y aliviar el dolor muscular.

- Se usa pasta de cúrcuma recién preparada en una laceración perineal para facilitar la cicatrización de la herida después del parto.

- La pasta de cúrcuma es un excelente antiséptico, por eso se aplica al núcleo umbilical de los bebés recién nacidos.

- Se sabe que la pasta de cúrcuma se aplica a la piel durante infecciones oculares, quemaduras y picaduras.

- La combinación de cúrcuma y neem es muy eficaz para tratar la varicela, la viruela y el sarampión (rubéola).

- La cúrcuma se usa para preparar formulaciones contra el cáncer.

- La ingesta de cúrcuma y sus productos puede mejorar la producción de cortisona en las glándulas suprarrenales, reduciendo la inflamación al reducir el nivel de histamina.

- La cúrcuma ayuda a desintoxicar el cuerpo y mejorar la salud del hígado.

- La cúrcuma juega un papel importante en la reducción de la agregación plaquetaria, lo que mejora la circulación sanguínea y protege contra la aterosclerosis.

- La cúrcuma tiene una fuerte propiedad antibacteriana y, por lo tanto, puede ayudar en cualquier infección bacteriana de la piel.

- Varias formulaciones de cremas o lociones se preparan utilizando cúrcuma, que mostró un gran potencial para reducir el vello de la cara y las infecciones por acné y mejorar la naturalidad de la piel.

- La tetrahidrocurcumina es un componente que es un polvo blanquecino y es un excelente antioxidante cutáneo utilizado en formulaciones tópicas.

- La cúrcuma contiene curcuminoides y tiene fuertes propiedades antiinflamatorias

antioxidantes. Debido a esto, se utiliza como cosmético.

- La curcumina en forma de gel se utiliza en el tratamiento de la piel fotodañada (elastosis solares, lentigos solares y poiquilodermia actínica).

TERAPIA 1

LA CÙRCUMA

DURANTE LA MAÑANA ,EN AYUNAS,AL DESAYUNO O AL MEDIO DÍA IDEALMENTE

TOMAR UNA CUCHARA DE TE DE POLVO DE CURCUMA AMARILLO Y REVOLVER EN UN YOGURT O EN UNA TAZA O AVENA CON AGUA (TAMBIEN PUEDE MEZCLAR AVENA CON LECHE DE CABRA Y CURCUMA)

TAMBIÉN RECOMIENDO LA COLOQUE EN SOPAS Y GUISOS EN LA MISMA(1 CUCHARA DE TÉ) PROPORCIÓN DADO QUE POR LAS PROPIEDADES Y BENEFICIOS DE LA CURCUMA SOLO OBTENDRÁ MÁS BENEFICIOS EN SU CUERPO .

MINIMO 10 DIAS SENTIRÁ SUS EFECTOS DE TERAPIA

CAPÍTULO 2

LA LINAZA

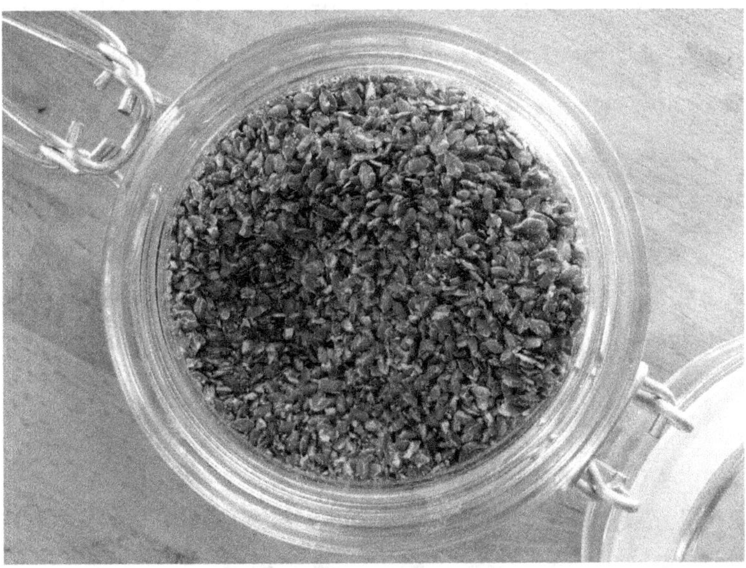

CAPÍTULO 2

Linaza, Lino o Alsi

Alsi se conoce como semillas de lino o linaza y contiene aceite esencial, que tiene importancia medicinal. Las semillas de Linaza son ricas en carbohidratos, proteínas, fibra y varios minerales. Hay dos variedades diferentes de semillas de Linaza, es decir, marrón y amarillo dorado, y los aceites de las semillas son ricos en ácidos grasos de cadena corta (omega-3). Ambas variedades de semillas están disponibles durante todo el año. Ayurveda dice que la adición de semillas de Linaza en una dieta regular mejora el sistema de digestión, lo que puede aumentar la pérdida de peso.

Las semillas de Linaza, por sus diferentes beneficios medicinales, se consumen crudas o tostadas. Hoy en día, la semilla de Linaza se usa comúnmente en la preparación de barritas energéticas. Linaza es una rica fuente de antioxidantes que ayudará a eliminar los radicales libres producidos por el estrés. Debido al excelente contenido de fibra digestiva en Linaza, ayuda a mantener una buena salud intestinal.

Beneficios medicinales de Linaza

- La semilla de Linaza contiene fibras y el aceite tiene diferentes propiedades medicinales y, por lo tanto, tiene muchos beneficios para la salud.

- La fibra dietética de Linaza es buena para la salud intestinal; ayudan a prevenir cualquier inflamación en el intestino y ayudan a aliviar la hinchazón.

- Las semillas de Linaza en forma regular pueden ayudar a regular el pH y mantener la homeostasis del cuerpo.

- Linaza puede ayudar a corregir los desequilibrios de Vata a través de su fuerte acción inflamatoria.

- Linaza es un refuerzo natural de la inmunidad y tiene un riesgo bajo cuando se consume regularmente en la dieta.

- El estreñimiento y los trastornos intestinales están relacionados con Vata, y Linaza puede ayudar a equilibrar el Vata.

- Linaza, por su composición, es un alimento bajo en calorías. Por lo tanto, es preferido por aquellos que están muy conscientes de su aumento de peso.

- Linaza es una bendición para los pacientes cardíacos debido a su capacidad única para controlar el colesterol bueno y malo en el cuerpo.

- El aceite de Linaza se utiliza para preparar formulaciones tópicas ya que tiene una excelente capacidad de desintoxicación, lo que ayuda a mantener mejor la piel.

- El trastorno de hiperactividad en los niños se puede detener cuando se les dan alimentos enriquecidos con Linaza.

- El aceite de semilla de Linaza se administra a pacientes que padecen trastornos como ansiedad, depresión y estrés. Es beneficioso para su tratamiento.

- Los problemas esqueléticos y la movilidad articular de los pacientes se pueden mejorar cuando se administra con aceite de semilla de Linaza.

- Linaza se considera un superalimento por sus propiedades revitalizantes y antienvejecimiento.

- Hay algunos informes que afirman que el Linaza también podría mejorar la salud del tracto urinario.

- Linaza contiene diferentes antioxidantes. Esto puede ayudar a eliminar los radicales libres generados por el cuerpo durante diferentes tensiones fisiológicas. Existe evidencia científica que muestra que Linaza puede proteger contra el cáncer de colon, el cáncer de próstata y el cáncer de mama. Los estudios han demostrado que los componentes del aceite de Linaza, como los ácidos grasos omega 3 y omega 6, pueden inhibir las células tumorales.

- Los ácidos grasos omega 3 del aceite de Linaza pueden ayudar a mantener una buena salud cardiovascular a través de su capacidad antiinflamatoria. Esto también ayudará a normalizar los latidos del corazón.

TERAPIA 2

LA LINAZA

Dejar remojar una cuchara de te de un dia para otro las semillas naturales de la linaza,en un vaso de agua luego tomarlo todas las mañanas preferentemente en ayunas por minimo 10 dias,ayudará a su flora intestinal para cualquier problema intestinal mejorará,si tiene gastritis recubre las paredes del estómago,es muy efectivo el tratamiento de terapia se los aseguro les hará sentir mucho mejor ,además ayuda a todo el organismo por sus valiosas propiedades y beneficios de Omega 3 detallados (capítulo 2).

Recomiendo usarla constantemente ,asi lo hacian las culturas egipcias,mayas en siglos (1 cuchara de té)en sus comidas diarias en guisos,sopas,arroz,avena ...etc solo les dará más salud y no les caeran mal las comidas(ideal sea molida la linaza en juguera antes de utilizarla)

CAPÍTULO 3

Diente de León

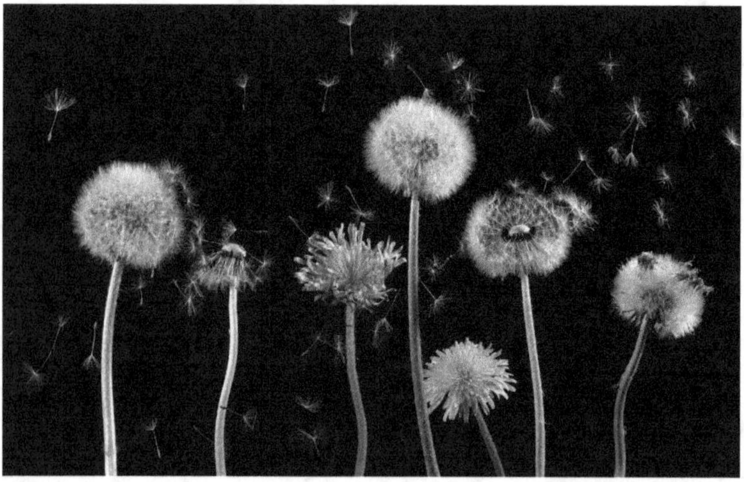

Las raíces del diente de león son muy ricas desde el punto de vista nutricional. Las hojas encuentran muchos usos en la cocina india, ya que son versátiles y pueden incorporarse a la dieta de muchas maneras. Agregarlos a los jugos y usarlos como vegetales salteados son las formas más comunes en que se comen. Cuando se consumen en su forma natural, las raíces del diente de león no tienen efectos secundarios. Siga leyendo para obtener más información sobre los beneficios para la salud de las raíces del diente de león.

Beneficios medicinales

- Rica en Vitaminas y Minerales

Las raíces del diente de león son ricas en vitaminas; Las raíces del diente de león no tienen efectos secundarios. Siga leyendo para obtener más información sobre los beneficios para la salud de las raíces del diente de león.

Beneficios medicinales

- Rica en Vitaminas y Minerales

- Protege el hígado

Aquellos que tienen tuberculosis pueden beneficiarse enormemente de Las raíces del diente

reducen los efectos negativos de los medicamentos antituberculosos. Las hojas aceleran la reparación de las células del hígado. Las hojas tienen una alta concentración de polifenoles que protegen del daño oxidativo al hígado e incluso pueden reducirlo. Aumentan los niveles de proteínas en el hígado.

El hígado es el sitio de la desintoxicación de la sangre, el metabolismo de las grasas y la absorción de nutrientes y puede funcionar correctamente sólo si las enzimas hepáticas son normales. Las raíces del diente de león estabilizan estas enzimas hepáticas.

TERAPIA 3

DIENTE DE LEÓN

LIMPIAR BIEN CON AGUA LAS RAÍCES DE UN DIENTE DE LEÓN ,LUEGO DEJAR CAER AGUA HIRVIENDO Y TOMAR INFUSIÓN DESPUÉS DE ALMORZAR O CENAR

INFUSIÓN DE HIERBAS DIARIAMENTE POR MINIMO 10 DIAS PARA FORTALECER NUESTRO ORGANISMO NATURALMENTE

CAPÍTULO 4

Aloe Vera

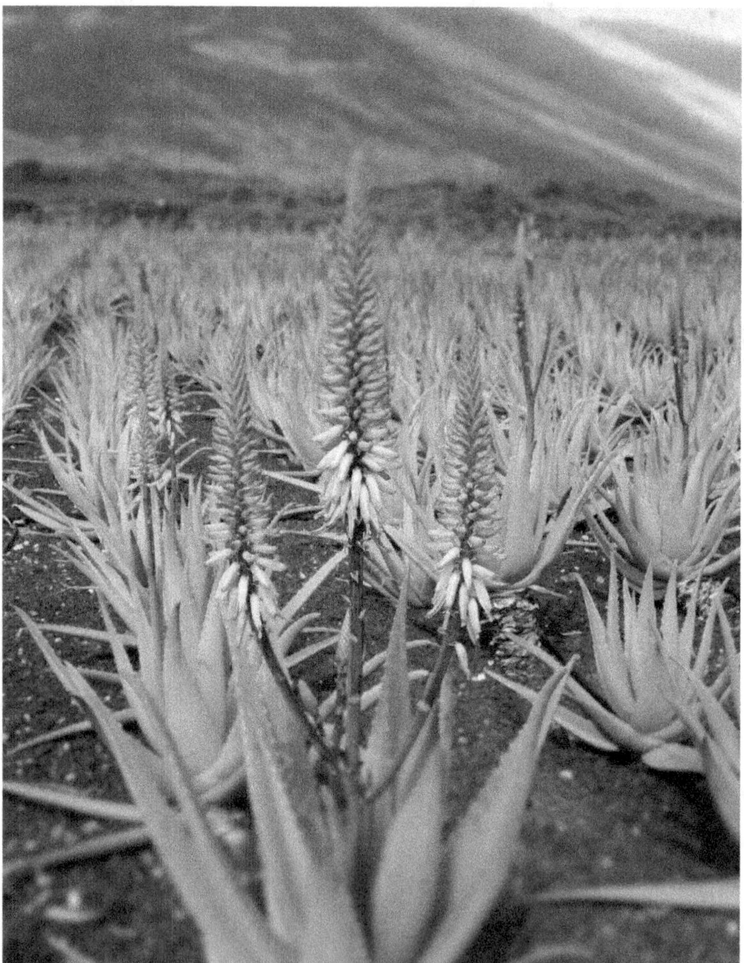

El Aloe vera es conocido por todos, y su nombre se deriva de la combinación de la palabra árabe y latina que es "Alloeh" significa una sustancia amarga brillante, mientras que "vera" significa verdadero. El Aloe vera también es conocido como la planta de la inmortalidad por los egipcios. El aloe vera es un gel preparado a partir de sus hojas durante miles de años, y la gente lo usa para suavizar la piel y curar heridas. El aloe vera es una planta arbustiva pequeña, xerófila, perenne y de color verde.La parte más importante de la planta de Aloe vera es triangular, carnosa, con márgenes dentados. En su etapa de desarrollo completo, presenta flores y frutos de color amarillo rosado que contienen numerosas semillas. La hoja de aloe vera consta de tres capas; la capa interna contiene un 99% de agua que contiene vitaminas, lípidos, esteroles, aminoácidos y glucomananos. La capa intermedia de Aloe vera contiene látex, que está compuesto de glucósidos y antraquinonas. La cáscara es la capa exterior de Aloe vera, que es muy espesa y protege las hojas de Aloe vera.

Usos medicinales del Aloe vera

- El aloe vera da un subproducto, que es un exudado amargo, y se utiliza como fármaco natural por su efecto catártico, que posee propiedades laxantes. Se utiliza principalmente como agente amargo en bebidas alcohólicas.

- El látex seco de Aloe vera contiene una gran cantidad de barbaloína, que tiene fuertes propiedades laxantes.

- El gel de aloe vera se usa para fabricar formulaciones tópicas que se pueden aplicar en quemaduras, heridas, piel seca, psoriasis, erupciones cutáneas, herpes labial y congelación.

- El gel de aloe vera se usa como una "curita" natural, que ayuda a mantener alejadas las bacterias que causan infecciones. El gel de aloe vera contiene mucha humedad y esto ayuda a proteger la herida.

- Existen estudios científicos sobre el Aloe vera, que demostraron ser antiinflamatorios, analgésicos, inmunomoduladores, cicatrizantes,

antivirales, antibacterianos, antifúngicos y antitumorales.

- La ingesta de jugo de aloe vera puede mejorar la función hepática. En algunos casos, puede actuar como un antídoto para tratar al individuo con un consumo excesivo de alcohol. Esto ayuda a prevenir un mayor daño hepático.

- El jugo de aloe vera puede ayudar a controlar los intestinos, la digestión, el tránsito intestinal, eliminar el estreñimiento y curar las úlceras.

- El jugo de aloe vera contiene fuertes componentes antiinflamatorios que tienen menos efectos secundarios e inhiben eficazmente la inflamación.

- La movilidad de los músculos y las articulaciones se mejora con la ingesta regular de jugo de Aloe vera.

- Los estudios de investigación muestran que el aloe vera puede estimular al páncreas para que libere insulina para regular los niveles de azúcar en sangre.

- El jugo de aloe vera puede reducir el colesterol malo en el cuerpo y, por lo tanto, ayudar a tratar las enfermedades cardíacas.

- El jugo de aloe vera contiene componentes antivirales y antioxidantes que pueden ayudar al cuerpo a mantenerse alejado de las infecciones virales y los trastornos tumorales.

- Los geles de aloe vera tienen una permeabilidad extrema de la piel y, por lo tanto, pueden penetrar hasta la séptima capa más profunda de la piel.

- El aloe vera ayuda a estimular el crecimiento de nuevos tejidos sanos.

- El aloe vera contiene agentes antisépticos que ayudan a matar virus, hongos y bacterias.

Aloe Vera

El Aloe vera es conocido por todos, y su nombre se deriva de la combinación de la palabra árabe y latina que es "Alloeh" significa una sustancia amarga brillante, mientras que "vera" significa verdadero. El Aloe vera también es conocido como la planta de la inmortalidad por los egipcios. El aloe vera es un gel preparado a partir

de sus hojas durante miles de años, y la gente lo usa para suavizar la piel y curar heridas. El aloe vera es una planta arbustiva pequeña, xerófila, perenne y de color verde.

La parte más importante de la planta de Aloe vera es triangular, carnosa, con márgenes dentados. En su etapa de desarrollo completo, presenta flores y frutos de color amarillo rosado que contienen numerosas semillas. La hoja de aloe vera consta de tres capas; la capa interna contiene un 99% de agua que contiene vitaminas, lípidos, esteroles, aminoácidos y glucomananos. La capa intermedia de Aloe vera contiene látex, que está compuesto de glucósidos y antraquinonas. La cáscara es la capa exterior de Aloe vera, que es muy espesa y protege las hojas de Aloe vera.- Los estudios de investigación muestran que el aloe vera puede estimular al páncreas para que libere insulina para regular los niveles de azúcar en sangre.

- El jugo de aloe vera puede reducir el colesterol malo en el cuerpo y, por lo tanto, ayudar a tratar las enfermedades cardíacas.

- El jugo de aloe vera contiene componentes antivirales y antioxidantes que pueden ayudar al cuerpo a mantenerse alejado de las infecciones virales y los trastornos tumorales.

- Los geles de aloe vera tienen una permeabilidad extrema de la piel y, por lo tanto, pueden penetrar hasta la séptima capa más profunda de la piel.

- El aloe vera ayuda a estimular el crecimiento de nuevos tejidos sanos.

- El aloe vera contiene agentes antisépticos que ayudan a matar virus, hongos y bacterias.

compuestos vegetales beneficiosos como polifenoles, carotenoides y beta-cianinas.

TERAPIA 4

ALOE VERA

UTILIZAR SOLO HOJAS VERDES DE ALOE VERA NO ATIGRADAS ESAS SON DAÑINAS SOLO SIRVEN LAS ALOE DE HOJAS LISAS ESAS SON MEDICINALES DAN FLOR AMARILLA IDEALMENTE O NARANJA PERO NO USAR NUNCA HOJAS DE ALOE JASPEADAS DAN URTICARIA Y ALERGIAS.

ENTONCES DESPRENDER UNA HOJA DE ALOE VERA UN DIA ANTES DEJARLA REMOJAR PARA SALGA UN LIQUIDO AMARILLENTO ENJUAGAR BIEN Y PELARLA, USAR SOLAMENTE LA PARTE CRISTALINA ,TRANSPARENTE CORTARLA Y COMERLA(DOSIS 1 CUCHARA DE TE) EN AYUNA PREFERENTEMENTE ,PUEDE COMERLA EN JALEAS O POSTRES,TAMBIÉN EN ENSALADAS O COMIDAS SEGÚN PREFERENCIA

TAMBIÉN PUEDE COLOCARLA EN HIELOS Y BEBERLA JUNTO A CUALQUIER JUGO IDEAL POR LAS MAÑANAS ESTO HARÁ MEJOR EFECTO DE LIMPIEZA EN TODO EL ORGANISMO AYUDANDO CON SUS PROPIEDADES Y BENEFICIOS A SANAR DE INFLAMACIONES DIVERSAS,GASTRITIS,DOLORES REUMÁTICOS ...ETC

HACERLO DIARIAMENTE MÍNIMO POR 10 DÍAS PARA SENTIR ALIVIO DE MOLESTIAS IDEALMENTE INCORPORAR EN SU DIARIO VIVIR ,DADO QUE AL SER NATURAL SÓLO LES DARÁ BENEFICIOS DE SALUD.

PARA PERSONAS CON CANCER O ENFERMEDADES GRAVES DEJAR MINIMO UN DIA ANTES REMOJANDO EN AGUA ARDIENTE O EQUIVALENTE, EL ALOE VERA (SOLO LA CARNE TRANSPARENTE DEL ALOE VERA)Y TOMARLO POR LAS MAÑANAS CON UN JUGO NATURAL O JALEA, EN AYUNA ,MÍNIMO POR 10 DÍAS,ESTE TRATAMIENTO LO HAN REALIZADO EN INSTITUTOS DEL CÁNCER EN NIÑOS DONDE EL 50% SE HAN SENTIDO MUCHO MEJOR DISMINUYENDO CONSIDERABLEMENTE SUS MOLESTIAS Y A LA VEZ DISMINUYENDO SU ENFERMEDAD .

CAPÍTULO 5

La Tuna o Nepal

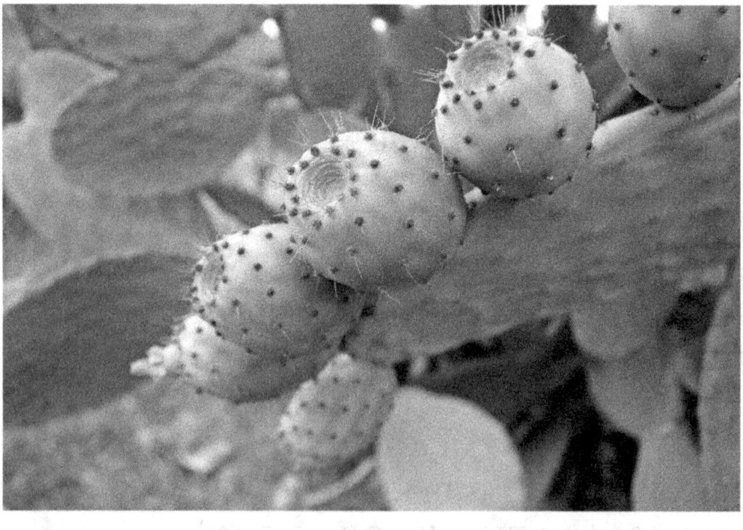

Beneficios para la salud del Tuna

Es una fuente inagotable de nutrición, equipada con muchas propiedades beneficiosas para la salud. Son los siguientes:

- Puede aumentar la inmunidad

Varios factores fortalecen su inmunidad y la dieta es uno de ellos. Una dieta rica en vitaminas, minerales y antioxidantes ayuda a fortalecer su inmunidad. Dado que el Tuna es rico en vitamina C, carotenoides y antioxidantes, puede aumentar su inmunidad para luchar contra las infecciones. Todo lo que necesita hacer es consumir 1 taza de esta fruta todos los días y mantenerse saludable.

- Ayuda a controlar los niveles de azúcar en sangre

Tuna contiene una gran cantidad de fibras dietéticas. Puede ayudar a controlar los niveles de azúcar en sangre y también a suprimir los picos de azúcar. El consumo regular de esta fruta ayuda a estabilizar el azúcar en sangre. Según un estudio, el Tuna puede ayudar a reemplazar las células del páncreas que se han vuelto inactivas y no producen insulina. Sin embargo, se requiere más investigación para comprender este mecanismo.- Ayuda para una buena digestión.

Tuna contiene prebióticos que ayudan a promover el crecimiento de bacterias saludables en el estómago. Por tanto, puede ayudar a prevenir la indigestión. El prebiótico es un tipo de fibra que las bacterias favorables al intestino necesitan para crecer.- Beneficioso para el corazón

Tuna tiene un superpoder que puede mantener su corazón sano. La pulpa del jugo de la fruta contiene betalaínas que pueden reducir el colesterol malo. Además, las diminutas semillas de Tuna contienen ácidos grasos omega-3 que ayudan a la salud del corazón.- Ideal para la piel

Un alimento rico en vitaminas, minerales y antioxidantes siempre ayuda a una piel sana. Tuna es rica en todos estos nutrientes que pueden ayudar con las quemaduras solares, la piel seca y los problemas de acné. Puedes hacer una mascarilla utilizando la fruta combinada con miel como alternativa natural a las mascarillas anti-envejecimiento. También puede beber jugo de Tuna con regularidad para obtener beneficios saludables.

TERAPIA 5

LA TUNA o NEPAL

TRATAMIENTO COMER UNA TUNA SIN CÁSCARA O HACERLA JUGO EN AYUNA PREFERENTEMENTE ,POR 10 DÍAS PARA LOGRAR OBTENER LOS BENEFICIOS SEÑALADOS EN CAPÍTULO 5,CONTRIBUYENDO A LA DIABETES Y MEJOR CIRCULACIÓN SANGUÍNEA

TAMBIÉN PUEDE COMER UNA TUNA DESPUÉS DE AL MENOS UNA HORA DE ALMORZAR O CENAR

CAPÍTULO 6

Clavos de Olor

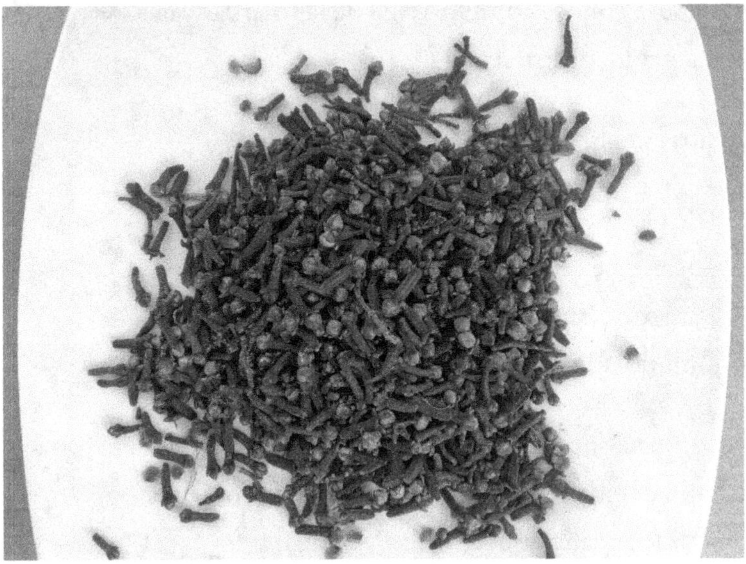

Es una planta aromática perenne que tiene un lugar único en el Ayurveda y en las escrituras hindúes. En la religión hindú, se cultiva cerca de sus casas, principalmente en el centro de su patio. Se la conoce como la reina de las hierbas y la medicina madre de la naturaleza

Beneficios para la salud

- Clavo de olor tiene varios beneficios y acciones terapéuticas, que incluyen adaptógeno, antiinflamatorio,antimicrobiano, cardioprotector e inmunomodulador.

- Las formulaciones de Clavo de olor ayudan a aliviar la tos y el resfriado debido a sus propiedades antimicrobianas, antitusivas (para aliviar la tos), antialérgicas y antiinflamatorias.

- Clavo de olor tiene una potente propiedad adaptógena, lo que significa que Clavo de olor puede ayudar a adaptarse al estrés corporal y aumentar aún más la energía.

- Clavo de olor se usa como medicina alternativa para tratar la ansiedad, la fatiga y el estrés.

- Clavo de olor se usa en muchas formulaciones a base de hierbas, lo que ayuda en el tratamiento del asma, resfriados, bronquitis y gripe.

- El jugo y la decocción de Clavo de olor son beneficiosos para tratar la influenza y la gripe estacional, que contiene una mezcla de ingredientes como Clavo de olor, jengibre, kalimirch y jugo de limón.

- Clavo de olor es un agente inmunomodulador perfecto y, por lo tanto, ayuda a prevenir los síntomas del asma.

- Clavo de olor puede ayudar a combatir las infecciones para reducir la fiebre, lo cual es posible debido a sus propiedades antibacterianas y antivirales.

- Existe evidencia científica que muestra que el Clavo de olor puede ayudar a aliviar la ansiedad, lo que mejora aún más el estado de ánimo. Las cápsulas de Clavo de olor dos veces al día durante 60 días pueden reducir significativamente los niveles de ansiedad, estrés y depresión.

- Un estudio de investigación mostró que los suplementos de Clavo de olor podrían ayudar a reducir la reducción del colesterol debido a sus potentes efectos antioxidantes.

- Los suplementos de Clavo de olor son útiles para desintoxicar el cuerpo y también poseen propiedades diuréticas.

TERAPIA 6

CLAVOS DE OLOR

COGER UNA CUCHARA DE TÉ CON CLAVOS DE OLOR (TERAPIA PARA 2 PERSONAS)CON 4 TAZAS DE AGUA HERVIRLO POR 3 MINUTOS EN OLLA

TOMAR INFUSIÓN MÁXIMO 3 VECES EN EL DIA

IDEAL PARA PERSONAS CONGESTIONADAS,RESFRIADOS ,DOLORES DE CABEZA,DEPRESIONES,LE FORTALECE NATURALMENTE.

COMIENDO MÍNIMO 2 CLAVOS DE OLOR POR DÍA ASEGURAN LOS BENEFICIOS MARAVILLOSOS DE ESTA PLANTA MEDICINAL PUEDE CONSUMIRLOS EN CARNES,GUISOS,SOPAS,POSTRES,LO QUE GUSTE

CAPÍTULO 7

El Caigua

Este fruto se parece a un pepino con espinas verdoso en America Latina tambien de forma ovalada de color amarillo verdoso es originaria de Peru y America central.

Desde la antigüedad, los pueblos peruanos han utilizado la caigua en la medicina popular tradicional durante más de 2000 años. Caigua tiene excelentes beneficios medicinales. Sus tallos, hojas, corteza y raíz son muy beneficiosos para la salud , el jugo de caigua es uno de ellos porque es rico en varios nutrientes.

Caigua es rico en...

- Vitaminas: vitamina C, vitamina E, biotina

- Folato

- Minerales: potasio,

Se dice que el jugo de caigua es una bebida mágica ya que afecta positivamente a muchos sistemas corporales. Aquí hay algunos beneficios para la salud del jugo de caigua:

- Puede apoyar la salud del corazón en fumadores de tabaco:

El jugo de caigua ayuda a reducir el daño celular y la inflamación interna causada por el humo del tabaco. Ayuda a reducir la inflamación y los niveles de colesterol que pueden aumentar el riesgo de enfermedad cardíaca.

Hay resultados de estudios clínicos que sugieren que el efecto reductor del colesterol del jugo de caigua solo puede aplicarse a los fumadores empedernidos.

- Aumentar el nivel de energía:

El jugo de caigua es rico en varios nutrientes como vitaminas, minerales y antioxidantes que funcionan como tónico corporal. Desde la antigüedad, el jugo de caigua es beneficioso para la debilidad general. Ayuda a aumentar la energía y mejorar el rendimiento físico general del cuerpo.

El jugo de caigua proporciona una gran resistencia durante el ejercicio que también puede reducir el daño al tejido muscular.

- Ayuda a reducir el dolor:

Es una medicina popular tradicional para reducir el dolor. Funciona de maravilla para aliviar el dolor en las articulaciones, como la artritis reumatoide, la gota y la osteoporosis. Caigua tiene propiedades antiinflamatorias. Ayuda a aumentar la flexibilidad de los tejidos conectivos, eliminando la rigidez de las articulaciones y reduciendo el dolor.

- Ayuda a reducir la presión arterial alta:

Caigua contiene una gran cantidad de vitamina C, poli nutrientes y minerales que mantienen saludables los vasos sanguíneos para mantener su corazón saludable.

TERAPIA 7

CAIGUA

EL CAIGUA DEBERÁ PELARLO Y COMERLO COMO ENSALADA HORA DE ALMUERZO O TOMARLO EN JUGOS IDEALMENTE EN LAS MAÑANAS

ESTE FRUTO DEBERÁ INCORPORARLO EN SU DIETA DIARIA PARA LOGRAR SUS BENEFICIOS MÍNIMO CONSUMIRLO POR 10 DÍAS

CAPÍTULO 8

Mático o Pañil

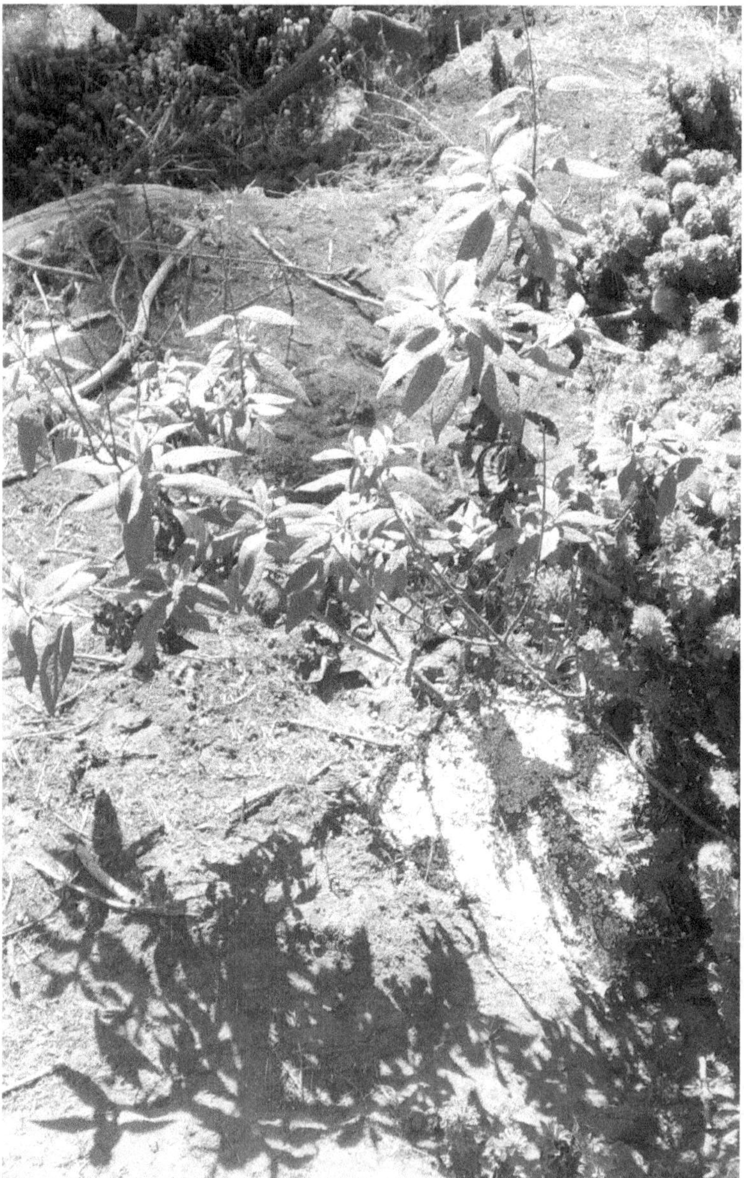

Matico se conoce muy popularmente como pañil. En América Latina, se encuentra en Chile, Perú y Argentina está disponible durante todo el año; Todas las partes de la planta son comestibles; las hojas tienen cítricos, el sabor y el olor penetrado, las semillas tienen un sabor terroso. Tradicionalmente, las semillas secas, los tallos y las hojas verdes que se utilizan para cocinar en la cocina india.

Las hojas frescas de Pañil son firmes, de color verde intenso con un tallo delgado. Ha recibido especial atención de los pueblos ayurvédicos debido a sus diversos beneficios para la salud. Está cargado de múltiples nutrientes y antioxidantes. Crece en 4-5 semanas después de la siembra. El pañil es una planta de rápido crecimiento

Beneficios para la salud de Pañil

- Pañil reduce el azúcar en sangre, las infecciones y, por lo tanto, promueve la salud del corazón, el cerebro, la piel y el sistema digestivo.

- Pañil se prepara sumergiendo sus semillas en el agua durante toda la noche; ayuda a ablandar las semillas y filtrar los nutrientes al agua; beber este té mantiene la función tiroidea en orden debido a su alto contenido de minerales y vitaminas.

- Debido a su propiedad diurética, Pañil ayuda a excretar sodio y agua a través de la orina; esto puede reducir la presión arterial.

- Pañil juega un papel vital en el dolor espasmódico severo del abdomen debido a su propiedad antiespasmódica.

- Es bueno consumir semillas de Pañil para aliviar los síntomas menstruales.

- El consumo de semillas de Pañil mejora la producción de leche en madres lactantes.

- Pañil juega un papel importante en la producción de colágeno y la cicatrización de heridas.

- El contenido de vitamina C y hierro de Pañil fortalece el sistema inmunológico del cuerpo.

- Pañil puede ayudar a prevenir el Alzheimer, el cáncer, la viruela y la diabetes.

TERAPIA 8

MÁTICO O PAÑIL

PUEDE USARSE PARA ALERGIAS DE LA PIEL ESPECIALMENTE POR LA EDAD,ERUPCIONES MANCHAS,SEQUEDADES EN LAS PIERNAS BRAZOS Y MANOS

PARA HERIDAS DIVERSAS ,ANTIGUAMENTE SE USÓ COMO ANTISÉPTICO,ES MUY USADO POR LOS VETERINARIOS EN ANIMALES TAMBIÉN

3 A 4 HOJAS DE PLANTA MÁTICO LAVARLAS BIEN ,LUEGO HERVIR UN LITRO DE AGUA,DEJAR SE ENFRÍE ,COLOCAR CON MOTA DE ALGODÓN SOBRE LA ALERGIA O HERIDA EN LA MAÑANA Y POR LA NOCHE ANTES DE DORMIR ,POR 10 DÍAS Y SANARÁ

PARA DIABETES ,ULCERAS ,PRESION ARTERIAL,TOMAR INFUSIÓN CON 2 A 3 HOJAS DE MATICO CON AGUA HIRVIENDO ,DESPUÉS DE ALMUERZO Y CENA

CAPÍTULO 9

Cannabis

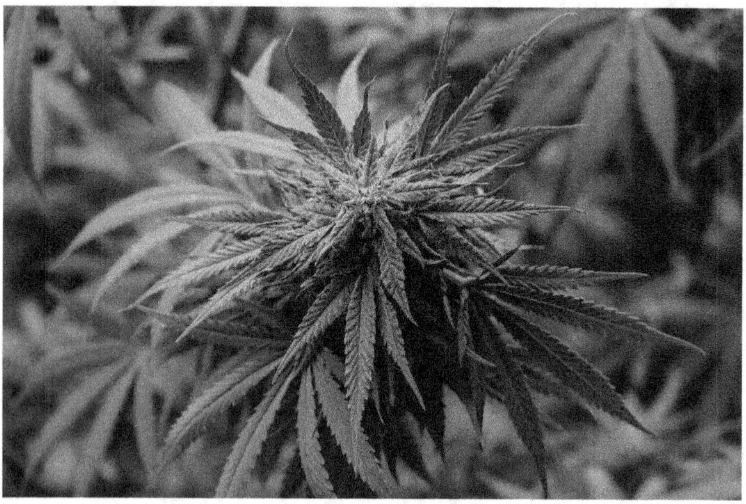

El cannabis medicinal se deriva de las plantas de cannabis y se puede usar para tratar los síntomas de ciertas afecciones médicas y los efectos secundarios de algunos tratamientos. Existen diferentes productos de cannabis medicinal disponibles para tratar diferentes afecciones.

Los ingredientes activos del cannabis medicinal se denominan "cannabinoides". Hay entre 80 y 100 cannabinoides en el cannabis medicinal, y los investigadores todavía están investigando cómo funcionan todos.

Por el momento, la mayoría de los productos de cannabis medicinal contienen los cannabinoides cannabidiol (CBD) y tetrahidrocannabinol (THC).

¿Qué productos de cannabis medicinal están disponibles?

Los productos de cannabis medicinal varían, según los síntomas o la afección para la que están diseñados. La forma en que los toma también puede variar. Su médico deberá evaluar sus necesidades y tomar una decisión sobre si existe un producto de cannabis medicinal adecuado para usted.

La mayoría de los productos están disponibles a través de la importación, pero se espera que estén disponibles más productos disponibles localmente a medida que la industria australiana del cannabis medicinal se vaya consolidando.

¿Para qué se puede utilizar el cannabis medicinal?

Si bien el cannabis, o la marihuana, han existido durante mucho tiempo, todavía no hay mucha evidencia formal en la que los médicos puedan confiar si están pensando en recetar un producto de cannabis medicinal a un paciente.

Existe alguna evidencia de que ciertos productos de cannabis medicinal pueden ser útiles para tratar las siguientes afecciones:

- epilepsia

- esclerosis múltiple

- síntomas asociados con el cáncer y el tratamiento del cáncer (como náuseas, dolor y pérdida del apetito)

- dolor.

- alivio de los síntomas en cuidados paliativos.

Existe evidencia limitada de que el cannabis medicinal tiene posibles beneficios para las siguientes afecciones.

- Alivio de algunos tipos de dolor crónico (continuo). Para su uso en el dolor crónico, la mayoría de los estudios han analizado el uso de tetrahidrocannabinol (THC) o extractos ricos en THC junto con otros tratamientos. Existe alguna evidencia de que el cannabis medicinal puede ayudar a aliviar el dolor neurótico hasta cierto punto, así como a mejorar el sueño. Sin embargo, actualmente no hay pruebas claras de que mejore la calidad de vida o el funcionamiento en general.

- Alivio de algunos síntomas relacionados con el cáncer y su tratamiento. Según el Cancer Council Australia, el cannabis medicinal puede ser

beneficioso para algunas personas con cáncer como analgésico complementario en personas con dolor moderado a intenso; para aliviar las náuseas y los vómitos en personas sometidas a quimioterapia; y para mejorar el apetito en personas que han tenido una pérdida significativa de peso y atrofia muscular.

- Reducir la frecuencia y la gravedad de las convulsiones en personas con epilepsia. La evidencia más sólida es el uso de un tipo particular de cannabis medicinal (CBD) en niños con ciertos tipos de epilepsia.

- Alivio de la espasticidad muscular en personas con esclerosis múltiple (EM). El único producto de cannabis medicinal registrado en la TGA actualmente, Sativex, está indicado para su uso en personas con EM que tienen espasticidad muscular (contracción continua de los músculos que causa rigidez y tensión y puede interferir con el funcionamiento) que no ha respondido a otros tratamientos.

TERAPIA 9

LA CANNABIS

SACAR UNA HOJA LIMPIA DE ESTA PLANTA Y REMOJAR EN AGUA HIRVIENDO (DOSIS 1 TAZA) TOMAR LA INFUSIÓN POR LA NOCHE ,HARÁ DUERMAN MEJOR Y QUITA DOLORES DIVERSOS RELAJÁNDOSE NATURALMENTE

IDEAL PARA SISTEMAS NERVIOSOS ALTERADOS,REUMATISMO,DEPRESIÓN..ETC

EN CASOS DE MUCHO DOLOR AUMENTAR A 2 HOJAS Y CONSUMIR UNA TAZA DE INFUSIÓN POR LA MAÑANA Y NOCHE

TRATAMIENTO MÍNIMO POR 10 DÍAS

CAPÍTULO 10

EL PALTO O AGUACATE

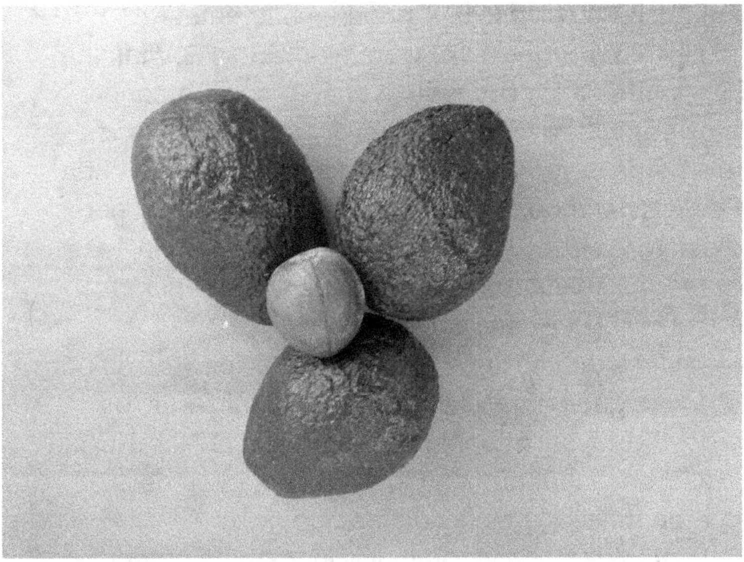

Proviene de América Latina , Persea Americana,Centro América,su fama es afrodisíaco,tanto en invierno o verano se puede obtener,sus propiedades son múltiples,contiene 0 grasa colesterol,sin grasas monoinsaturadas,vitamina E,pueden prevenir el cáncer,minerales como el potasio,calcio,magnesio,fósforo,hierro,zinc,vitaminas C,A,B1,B2,B3.Salud cardiovascular,contiene ácido oleico contiene mucha fibra
El aguacate contiene ácido fólico ideal para embarazadas,un potente antioxidante,antibiótico natural

reduce la tensiòn arterial por su alto contenido en potasio,propiedades antiinflamatorias debido a la presencia de betacarotenos y flavonoides
12 beneficios nutritivo,20 vitaminas y minerales,en porción de 100 gramos los siguientes nutrientes: Vitamina K 26%,Potasio 14%,vitamina B5 14%,Vitamina B6 13%,Vitamina E 10%,reduce el azúcar en la sangre
Estudios entre 13 a 37 sujetos,en un tiempo de 1 a 4 semanas, han demostrado que incluir aguacates en una dieta vegetariana baja en grasas dio mejoras en el perfil de colesterol .reduce los triglicéridos en sangre hasta un 20% y reduce colesterol LDL en un 22%,Aumenta el colesterol HDL(El Bueno)un 11%.
Otro estudio examinó los hábitos alimenticios y de salud de personas que comen aguacates.Se analizaron los datos de 17.567 participantes en la encuesta NHANES En EE.UU.descubriendo que los consumidores de paltas eran más saludables de los que no la comían,estas personas tenían una ingesta de nutrientes más elevada y mitad de probabilidad de tener síndrome metabólico,lo cual es un factor de no riesgo para enfermedades del corazón y diabetes.También pesaban menos,tenían índice menor de masa corporal,menos grasa en vientre,más colesterol del bueno HDL.
Están llenos de potentes antioxidantes que protegen los ojos,estos nutrientes son luteína y zeaxantina vitales para los ojos,una importante reducción de riesgo en sufrir cataratas y degeneración macular siendo muy beneficioso incluir las paltas o aguacates en nuestra dieta de alimentación.

Un estudio demostró que contribuye a reducir los efectos secundarios de la quimioterapia en los linfocitos humanos. El extracto de aguacate también inhibe el crecimiento de células de cáncer de próstata.
También sacia o se sientan más satisfechas durante 5 horas .
Son una rica dieta saludable por su alta fibra en propiedades y beneficios.

TERAPIA 10

PALTO O AGUACATE

PUEDE COMERLO SIN CÁSCARA TODO TIPO DE AGUACATE O PALTA MADURO NO VERDE PORQUE SU SABOR ES MUY ÁSPERO AL ESTAR MADURO EL FRUTO SU SABOR ES MUY AGRADABLE ,IDEAL COMERLO AL DESAYUNO ALMUERZO O CENA.

HERVIR 2 CUESCOS DE PALTO O AGUACATE EN UN LITRO DE AGUA ,HASTA OBTENER UN COLOR ROJIZO,ESTE JUGO TIENE SEMEJANTES NUTRIENTES QUE EL FRUTO
SIRVIENDO TAMBIÉN PARA EL HIPOTEROITISMO,LOS OJOS,AFRODISIACO,POTENTE PARA LA PRÓSTATA
TOMARLO EN PORCIÓN DE VASO AL MENOS 2 VECES X SEMANA POR UN MES

LIBRO INTELIGENTE

Favor leer código QR

www.ingramcontent.com/pod-product-compliance
Lightning Source LLC
Chambersburg PA
CBHW061734250726
48657CB00002B/916
* 9 7 9 8 5 2 2 0 1 3 5 8 5 *